Gaetan Romain Joliat
Nermin Halkic

Linfangiomas quísticos intra-abdominais

Gaetan Romain Joliat
Nermin Halkic

Linfangiomas quísticos intra-abdominais

Revisão clínica e relato de um caso

ScienciaScripts

Índice:

Esta página foi deixada intencionalmente em branco.

Este livro analisa a patologia dos linfangiomas quísticos intra-abdominais, desde os dados epidemiológicos básicos e considerações fisiopatológicas até às opções de tratamento e gestão.

Os linfangiomas abrangem uma grande variedade de subgrupos e podem ser encontrados em vários locais do corpo (1-3).a Este livro centra-se apenas nos linfangiomas quísticos localizados na cavidade abdominal. O texto está subdividido nas seguintes secções:

Capítulo 1

Plano

- Introdução

- Epidemiologia

- Fisiopatologia

- Apresentação clínica

- Testes de diagnóstico

- Tratamentos terapêuticos

- Precisões sobre o tratamento cirúrgico

- Conclusão

- Exemplo de um caso

Capítulo 2

Introdução

O linfangioma é definido como um tumor benigno (malformação) dos vasos linfáticos (4). Classicamente, subdivide-se em: linfangiomas capilares, linfangiomas cavernosos, linfangiomas quísticos (higromas) e hemangio-linfangiomas (1). Os capítulos seguintes centrar-se-ão apenas nos linfangiomas quísticos e não nos outros subtipos. Especialmente em crianças, os linfangiomas podem ser classificados de acordo com o tamanho do quisto (microcístico, macrocístico ou misto) (1).

Como os linfangiomas são anomalias raras do sistema linfático, os dados são bastante escassos na literatura médica e as provas baseiam-se principalmente em relatos de casos ou séries de casos.

Os linfangiomas intra-abdominais aparecem mais frequentemente em crianças do que em adultos, uma vez que são geralmente doenças congénitas (5). Podem envolver praticamente todos os órgãos abdominais (retroperitoneu, mesentério, órgãos viscerais, etc.) (6). No capítulo 3 ("Epidemiologia"), será apresentada uma lista mais pormenorizada dos casos notificados de órgãos intra-abdominais afectados.

O próximo capítulo apresenta uma visão geral da epidemiologia dos linfangiomas quísticos do abdómen.

Capítulo 3

Epidemiologia

Os linfangiomas em geral são tumores raros (2). Representam 4% de todos os tumores vasculares (2). Os linfangiomas quísticos intra-abdominais representam cerca de 5% de todos os linfangiomas (7). A incidência de linfangiomas quísticos intra-abdominais na população pediátrica está estimada em 1 por cada 20.000 admissões hospitalares (8, 9). Infelizmente, não existem dados exactos para os adultos. Os linfangiomas intra-abdominais podem ser encontrados, como mencionado anteriormente, numa variedade de órgãos do abdómen. A localização abdominal mais frequente é o mesentério (10). A incidência de linfangiomas quísticos mesentéricos foi estimada em 1 pessoa em cada 1 milhão (10).

Um estudo estimou que os linfangiomas quísticos retroperitoneais representavam menos de 1% de todos os linfangiomas quísticos (11).

Mais raramente, os linfangiomas quísticos podem desenvolver-se a partir do saco menor ou podem afetar o pâncreas, o baço, a glândula suprarrenal, o ducto quístico, a vesícula biliar, o mesocólon, a parede abdominal, o bulbo duodenal, os intestinos delgado e grosso ou a válvula ileocecal (4, 10, 12-20).

Em casos muito raros, um doente pode apresentar linfangiomatose, o que significa que o doente desenvolveu, de forma síncrona ou metacrónica, uma multiplicidade de linfangiomas em vários órgãos (21).

Capítulo 4

Atualmente, o mecanismo fisiopatológico não está totalmente elucidado. Os linfangiomas quísticos desenvolvem-se embriologicamente a partir de células endoteliais (22). Supõe-se que estes tumores se devem à ectasia ou ao desenvolvimento anormal dos vasos linfáticos (6). Assim que a ectasia ou a anomalia de desenvolvimento - normalmente congénita - aparece, ocorre um bloqueio dos vasos linfáticos (em particular dos capilares) e, em seguida, desenvolve-se o linfangioma quístico.

Não foi encontrada ou relatada na literatura médica qualquer potencial transformação em tumor maligno (6). Estima-se que metade dos linfangiomas quísticos já estejam presentes à nascença e que 90% dos linfangiomas quísticos continuem a crescer durante a infância (6).

Capítulo 5

A apresentação mais comum do linfangioma quístico abdominal é a dor abdominal (6). Os doentes podem também desenvolver uma massa abdominal palpável, mais ou menos dolorosa à palpação.

Foram também notificados sintomas gastrointestinais gerais como náuseas, vómitos, tenesmo, oclusão, obstipação ou diarreia (4, 6, 7, 10, 23, 24).

A disúria pode ser sentida se o linfangioma quístico afetar o trato urinário (25). A febre também pode estar presente em casos raros de infeção da lesão. Em caso de hemorragia no quisto, pode verificar-se uma queda da hemoglobina, pode desenvolver-se um choque hipovolémico se a hemorragia for maciça, ou o doente pode queixar-se de fadiga (26).

Dependendo da localização, o linfangioma quístico pode apresentar-se como suspeita de apendicite (por exemplo, localização mesentérica) em caso de inflamação perilesional importante (12).

Em alguns casos, os linfangiomas quísticos intra-abdominais são descobertos incidentalmente num exame radiológico realizado por outro motivo (14).

Capítulo 6

Testes de diagnóstico

Os testes de diagnóstico devem, como sempre, ser orientados pela apresentação clínica e pela suspeita de diagnóstico.

As análises laboratoriais estão normalmente dentro dos valores normais. Pode ser observada uma diminuição do nível de hemoglobina em caso de hemorragia intracística. Em caso de infeção do linfangioma quístico, pode ocorrer uma síndrome inflamatória (26).

Os exames radiológicos permitem uma boa visualização dos linfangiomas quísticos. A ecografia representa um primeiro exame útil em caso de suspeita de linfangioma quístico (6). Os linfangiomas quísticos aparecem normalmente na ecografia como uma massa anecóica (22). A tomografia computorizada também pode ser efectuada e dá uma visão mais global da anatomia circundante e uma imagem mais precisa da massa. Os linfangiomas quísticos são vistos como massas hiperintensas com uma delimitação regular na TC (27, 28). A ressonância magnética permite ser mais específica no diagnóstico e representa uma ferramenta de diagnóstico muito precisa para os linfangiomas intra-abdominais. Os limites do linfangioma quístico são delineados através da injeção de contraste de gadolínio. O linfangioma quístico aparece

normalmente como hipointenso nas sequências ponderadas em T1 e homogeneamente

hiperintenso nas sequências ponderadas em T2. Sendo a ressonância magnética muito

mais específica do que a tomografia computorizada para a maioria dos órgãos intra-

abdominais (supra-renais, mesentério, ...), permite geralmente distinguir as lesões

malignas das benignas. Além disso, a ressonância magnética é mais sensível do que a

TAC para detetar a degenerescência do quisto ou a hemorragia intracística (27, 29, 30).

A imunohistoquímica é uma ferramenta importante para diferenciar o

linfangioma cístico de outros diagnósticos. Os linfangiomas são normalmente positivos

para D2-40, CD31 e PROX, e negativos para CD34 e CKAE1/AE3 (6, 22).

Capítulo 7

Tratamentos terapêuticos

Deve ter-se em conta que os linfangiomas intra-abdominais assintomáticos descobertos fortuitamente podem ser seguidos, uma vez que não existe risco de degeneração maligna. As complicações mais frequentes destas lesões são o aumento do quisto que provoca dor, hemorragia no quisto, obstrução intestinal, vólvulo ou infeção secundária do quisto (6, 16, 31).

Se se optar por uma abordagem interventiva, é necessário ter em conta vários pontos. A punção do quisto não representa um tratamento definitivo, uma vez que existe um elevado risco de recorrência (reenchimento do quisto) (6). No entanto, pode ajudar no diagnóstico (amostras citológicas). Além disso, foi testada a injeção de agentes esclerosantes como a bleomicina, mas vários estudos mostraram uma taxa de recorrência rápida (32-37). A cirurgia continua a ser o tratamento definitivo de escolha em caso de linfangioma quístico intra-abdominal sintomático (6, 38-40).

Capítulo 8

Precisões sobre o tratamento cirúrgico

O objetivo do tratamento cirúrgico é a remoção total do quisto (34). Uma cistectomia total é facilmente realizada no caso de linfangioma quístico do omento, do ligamento gastrosplénico, do retroperitoneu ou do ligamento gastrocólico. Por vezes, quando o linfangioma quístico envolve um órgão sólido, pode ser necessário acrescentar uma ressecção parenquimatosa associada *em bloco* com o quisto. Isto depende da localização do linfangioma quístico e do órgão específico que está envolvido (6).

Um linfangioma cístico localizado no mesentério necessita frequentemente de uma ressecção do intestino delgado com o seu mesentério.

A cirurgia pode ser efectuada através de técnicas mini-invasivas (20, 41). A única condição para a realização de um procedimento mini-invasivo é que a ressecção laparoscópica seja tão completa como seria numa cirurgia aberta, sem compromisso. Não foi claramente definida uma margem de segurança específica, mas pode presumir-se que a remoção da totalidade do quisto com toda a sua cápsula é suficiente. Também não existem dados sobre o risco de recorrência em caso de perfuração intra-operatória do linfangioma quístico.

Se houver hemorragia no interior do quisto, pode ser efectuada uma embolização pré-operatória para evitar operar um quisto grande com risco de rutura intra-operatória (6).

Após a remoção do linfangioma cístico, deve ser efectuada uma linfostase completa para diminuir o risco de linfocelo pós-operatório ou ascite (42).

Conclusão

Em resumo, os linfangiomas quísticos do abdómen são lesões benignas raras do sistema linfático. Em caso de achado incidental sem sinais de complicação, os linfangiomas quísticos intra-abdominais podem ser acompanhados. Se o doente for sintomático ou em caso de complicação, a cirurgia para remover toda a lesão quística parece ser o tratamento mais eficaz para evitar uma recorrência.

Exemplo de um caso de linfangioma quístico da glândula suprarrenal

Segue-se o caso de uma doente a quem foi diagnosticado um linfangioma quístico da suprarrenal esquerda. A doente era uma mulher jovem que procurou o nosso hospital (hospital universitário terciário) devido a dores abdominais constantes. Este relato de caso foi publicado no *World Journal of Surgical Oncology* e é reproduzido a seguir, tal como publicado (16).

Linfangioma cístico da glândula adrenal: Relato de um caso e revisão da literatura

Gaëtan-Romain Joliat[1] , Emmanuel Melloul[1] , Reza Djafarrian[1] , Sabine Schmidt[2] , Sara Fontanella[3] , Pu Yan[3] , Nicolas Demartines[1] , Nermin Halkic[1]

[1]Divisão de Cirurgia Visceral, Hospital Universitário CHUV, Lausanne, Suíça

[2]Departamento de Radiologia, Hospital Universitário CHUV, Lausana, Suíça [3] Departamento de Patologia, Hospital Universitário CHUV, Lausana, Suíça

Artigo publicado no *World Journal of Surgical Oncology.*

Citar como:

Joliat GR, Melloul E, Djafarrian R, Schmidt S, Yan P, Fontanella S, Demartines N, Halkic N. Linfangioma cístico da glândula adrenal: Relato de um caso e revisão da literatura. *World J Surg Oncol*. 2015 Feb;13:58.

Endereçar a correspondência para: Gaetan-Romain Joliat, M.D.

Divisão de Cirurgia Visceral Hospital Universitário CHUV Rue du Bugnon 46

1011 Lausanne, Vaud, CH

Telefone: +4179 556 73 34

Fax: +4121 314 42 20

Correio eletrónico: gaetan.joliat@gmail.com

Resumo

Antecedentes

O linfangioma quístico é um tumor raro dos vasos linfáticos que ocorre mais frequentemente nas mulheres. A localização desta patologia pode ser diversa, mas ocorre mais frequentemente no pescoço ou na axila. O linfangioma quístico com origem no tecido adrenal é uma entidade muito rara.

Apresentação do caso

Relatamos o caso de uma mulher de 38 anos a quem foi diagnosticada uma massa cística retroperitoneal. Após outras investigações, suspeitou-se que a paciente tivesse um linfangioma cístico da adrenal esquerda. Foi submetida a uma adrenalectomia esquerda aberta bem sucedida como tratamento curativo e o diagnóstico de linfangioma cístico da glândula suprarrenal esquerda foi confirmado na histologia. A evolução pós-operatória decorreu sem intercorrências.

Conclusão

Este relato de caso e a revisão da literatura trazem novos conhecimentos sobre a dificuldade diagnóstica e o tratamento do linfangioma cístico da glândula suprarrenal.

Palavras-chave: Linfangioma cístico, tumor retroperitoneal, tumor adrenal, lesão cística.

Antecedentes

Os linfangiomas quísticos são lesões benignas raras dos vasos linfáticos [1].
Estes tumores têm origem nas células endoteliais linfáticas e pensa-se que se devem à
ectasia ou ao desenvolvimento anormal dos vasos linfáticos [2-4]. Na maioria das
vezes, estes tumores aparecem no pescoço ou na axila [1], enquanto os linfangiomas
intra-abdominais representam apenas 5% de todas as lesões [2]. Os quistos da
suprarrenal em geral são entidades pouco frequentes, ocorrendo em cerca de 0,06% da
população [5], sendo os linfangiomas quísticos uma minoria dos casos. A maioria dos
casos de linfangioma quístico foi descrita em mulheres [2, 6-13]. Assim, a raridade
desta doença e a falta de relatos tornam o diagnóstico e o tratamento desta entidade um
desafio. Relatamos um caso de linfangioma cístico da suprarrenal esquerda em uma
paciente do sexo feminino e revisamos a literatura atual.

Apresentação do caso

Uma mulher de 38 anos, conhecida por perturbações de ansiedade, desenvolveu
dor epigástrica constante sem irradiação para as costas. Referiu que a dor não estava
relacionada com a ingestão de alimentos e classificou-a entre quatro e seis (em dez)
numa escala visual analógica. Teve vários episódios de vómitos, sem problemas de
evacuação e sem febre. Os seus antecedentes médicos e cirúrgicos não apresentavam

quaisquer outras intercorrências. Recorreu ao seu médico de clínica geral, que começou por realizar uma ecografia (US) e uma TAC. Estes exames revelaram uma massa retroperitoneal de aspeto cístico no lado esquerdo, com 13,4 x 7,2 x 5,2 cm. As análises laboratoriais eram normais. Não foram efectuados mais exames nesta altura. A dor diminuiu ligeiramente com paracetamol e anti-inflamatórios não esteróides. No entanto, passados alguns meses, a dor reapareceu, tendo sido marcada uma punção guiada por TAC deste quisto.

Inicialmente, o radiologista não conseguiu perfurar o quisto devido a uma cápsula espessa. O quisto foi finalmente puncionado sob controlo da US, mas não pôde ser completamente evacuado devido a problemas técnicos (fio-guia disfuncional). A citologia foi negativa para células malignas e era compatível com um linfangioma quístico. Infelizmente, a punção do quisto não ajudou a aliviar os sintomas do doente. A doente foi então submetida a uma ressonância magnética (RM) para avaliar mais precisamente a localização deste quisto retroperitoneal e as suas relações anatómicas. As sequências de RM turbo spin-eco ponderadas em T2 mostraram uma lesão compatível com um linfangioma quístico com origem na glândula suprarrenal esquerda (*Fig. 1*). A lesão quística estendia-se inferiormente à veia renal e superiormente ao pilar diafragmático. Devido à persistência de uma dor invalidante, foi proposta a ressecção cirúrgica desta lesão quística. O doente aceitou a operação e assinou o termo de consentimento informado.

Devido ao tamanho e posição do quisto, e para evitar a rutura do mesmo durante a laparoscopia, foi efectuada uma laparotomia subcostal esquerda. Durante a cirurgia, a origem adrenal do quisto foi confirmada e foi efectuada uma adrenalectomia esquerda "em bloco" sem rutura do quisto. Não foi deixado dreno no local. O pós-operatório transcorreu sem intercorrências e a paciente recebeu alta no quinto dia de pós-operatório. Um mês após a cirurgia, o paciente foi atendido no ambulatório e não referiu mais sintomas.

A amostra consistia numa massa cística ovoide, medindo 8,5 x 4,3 x 2,8 cm (*Fig. 2*). Uma glândula adrenal normal, medindo 3 x 1,2 x 0,7 cm, rodeava parcialmente o quisto. As superfícies interna e externa do quisto eram lisas, sem evidência de rutura. A parede da lesão era fina, sem excrescências tumorais. O quisto estava cheio de líquido claro. A coloração com hematoxilina e eosina mostrou um espaço quístico revestido por uma única camada de células achatadas, com formação ocasional de pseudopapilas e bandas de músculo liso na parede (*Fig. 3*). As células de revestimento tinham núcleos ovais e regulares e não apresentavam atipia. As células de revestimento apresentavam forte imunorreactividade para D2-40, PROX1, CD31 e ausência de coloração para CD34 e CKAE1/AE3 (*Fig. 4*). O diagnóstico de linfangioma cístico com origem na glândula suprarrenal esquerda foi então confirmado.

Discussão

Este artigo relata um caso raro de linfangioma cístico sintomático com origem na glândula suprarrenal esquerda numa doente do sexo feminino, tratado com sucesso através de ressecção cirúrgica completa.

A maioria dos linfangiomas quísticos intra-abdominais localiza-se no mesentério, em contraste com a localização na suprarrenal, que é muito rara [12]. Não mais do que 30 casos de linfangioma cístico adrenal foram descritos na literatura [2, 3, 6-14]. *A Tabela 1* resume os casos escritos em inglês relatados na literatura desde 2000. Como confirmado neste relato de caso, a idade de início dos sintomas varia geralmente entre os 30 e os 50 anos, com um pico de incidência durante a quarta década [4, 10-12, 14]. O linfangioma cístico pode ocorrer em ambas as supra-renais [14], mas o lado direito é mais frequentemente afetado [2]. Também ocorre mais frequentemente em mulheres [2].

De notar que o linfangioma é o termo genérico para um tumor que surge dos vasos linfáticos e é frequentemente encontrado em crianças. Os linfangiomas têm uma origem endotelial. Atualmente, a patogénese exacta não está completamente elucidada e não se sabe se o linfangioma das supra-renais é uma verdadeira neoplasia [2]. A etiologia mais provável é uma anomalia de desenvolvimento ou ectasia dos vasos linfáticos [3, 4]. O linfangioma quístico desenvolve-se quando ocorre um bloqueio dos vasos linfáticos devido a uma proliferação benigna. Não deve ser confundido com tumores adenomatóides semelhantes a linfangiomas, que têm uma origem embrionária diferente [2].

O diagnóstico diferencial de uma lesão cística retroperitoneal inclui tumores adrenais primários, adenocarcinomas metastáticos, angiossarcomas, mesoteliomas multicísticos ou quistos adrenais [9]. Os cistos adrenais podem ainda ser subdivididos em pseudocistos, cistos endoteliais (linfangiomatosos ou angiomatosos) e cistos epiteliais [4]. Na maioria das vezes, os linfangiomas não são secretores e são descobertos incidentalmente durante um exame radiológico ou uma cirurgia. Os tumores sintomáticos podem induzir dor, febre, distúrbios gastrointestinais ou hipertensão [4, 13]. As complicações deste tipo de tumores são principalmente o alargamento que provoca dor ou hemorragia no interior do quisto. A suspeita diagnóstica baseia-se na apresentação clínica, nas imagens radiológicas e nos exames citológicos.

O linfangioma cístico das supra-renais não tem uma apresentação radiológica patognomónica, mas as novas modalidades de imagem trazem informações úteis para o diagnóstico [15]. Como a lesão é rara neste órgão, as imagens radiológicas carecem de especificidade. Na US, o linfangioma adrenal aparece como uma lesão anecóica na localização suprarrenal [2,11]. A US pode ser uma boa modalidade de primeiro exame [12]. Normalmente, o linfangioma suprarrenal aparece hipodenso com limites suaves na TC [16]. Na RM, os limites do quisto são delineados por injeção de contraste. As imagens de RM ponderadas em T1 e T2 não são patognomónicas, mas o linfangioma suprarrenal aparece normalmente como hipointenso em sequências ponderadas em T1 e homogeneamente hiperintenso em sequências ponderadas em T2. A RM é muito mais específica do que a TC e permite distinguir as lesões adrenais malignas das benignas [15]. O diagnóstico diferencial inclui tumores metastáticos, carcinomas ou feocromocitomas. Além disso, a RM é mais sensível do que a TC para detetar a degeneração do quisto ou a hemorragia intracística [6, 16].

A imunohistoquímica é uma ferramenta importante para diferenciar esta entidade patológica de outros diagnósticos. Os linfangiomas geralmente apresentam positividade para D2- 40, CD31 e PROX1, e ausência de coloração para CD34 e CKAE1/AE3 [2]. O diagnóstico final é efectuado por histopatologia combinada com imunohistoquímica [12].

O linfangioma quístico assintomático descoberto incidentalmente pode apenas ser seguido clinicamente ou com imagens de controlo, uma vez que não existe risco de degeneração maligna [12]. A punção do quisto pode ajudar no diagnóstico, mas não é uma medida terapêutica, uma vez que um linfangioma quístico puncionado recidiva rapidamente, como demonstrado neste caso. A punção com injeção de agentes esclerosantes, como a bleomicina, foi tentada, mas mostrou o mesmo risco de recorrência [12]. A ressecção cirúrgica representa o tratamento definitivo se o linfangioma cístico for sintomático. Recomenda-se a ressecção completa do quisto, e a ressecção parenquimatosa associada (adrenalectomia) depende da localização do quisto e da dissecção intra-operatória [12]. A decisão de realizar uma laparotomia ou uma laparoscopia depende da posição, do tamanho e do risco de rutura do cisto. Não há dados disponíveis na literatura sobre o risco de recorrência se ocorrer perfuração intra-operatória do cisto. Se o linfangioma cístico estiver sangrando, a embolização pré-operatória também pode ser considerada [12].

Figura 1.

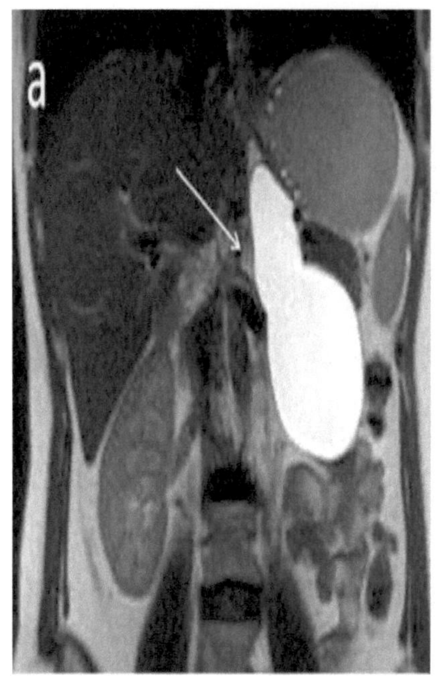
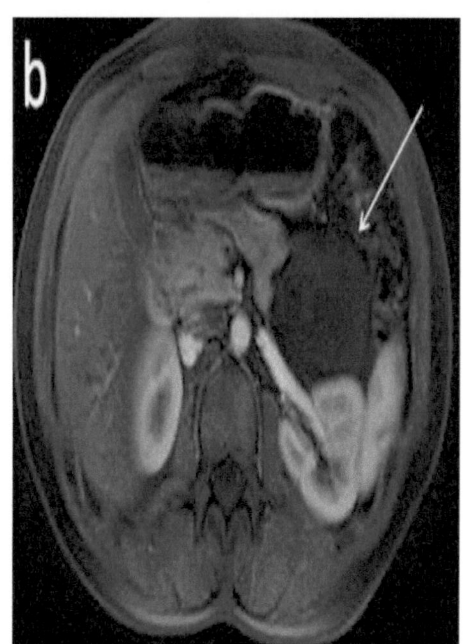

Figura 2

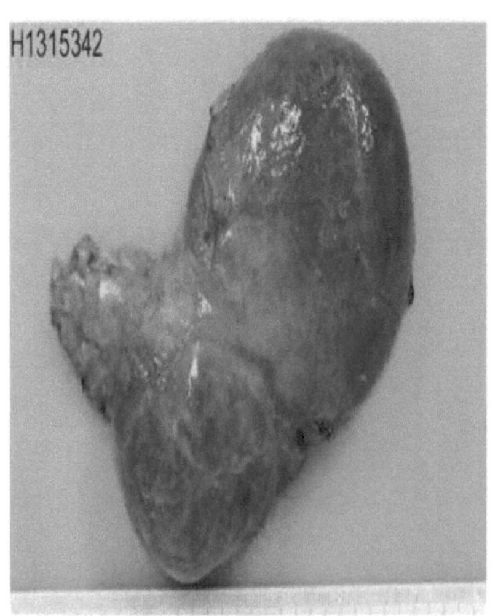
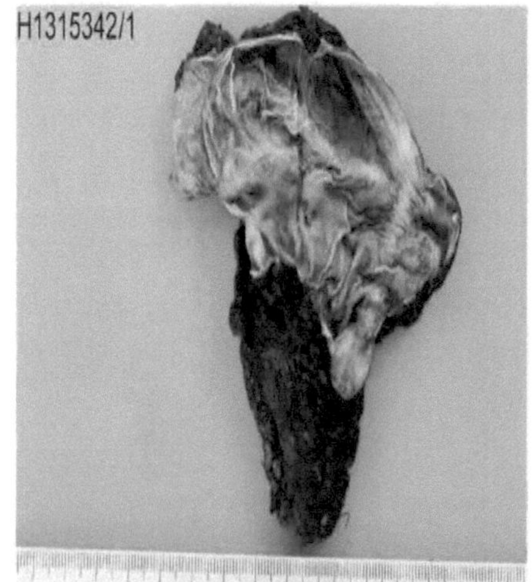

Figura 3

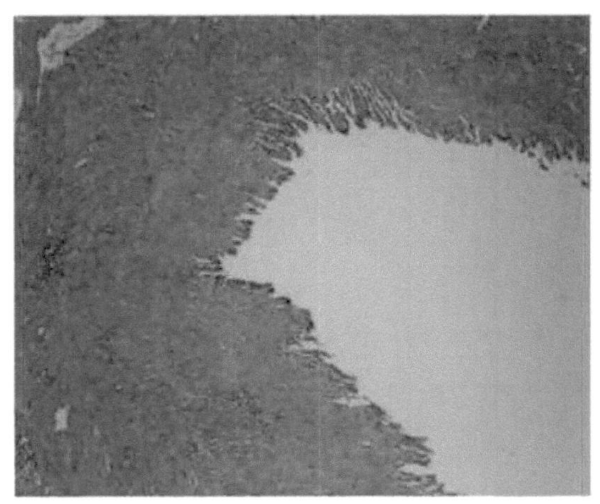

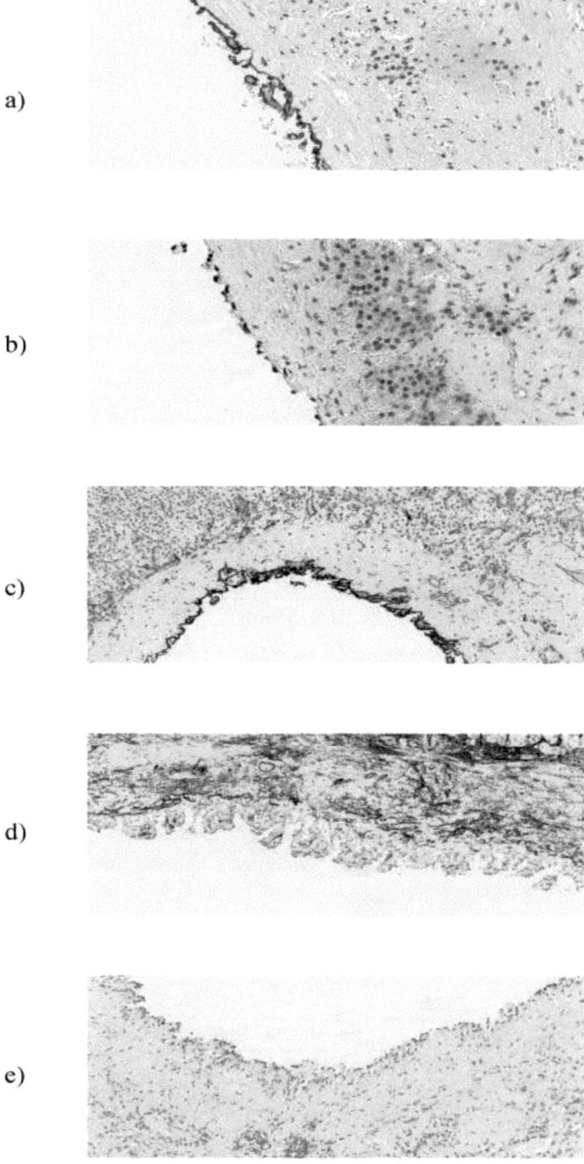

a)

b)

c)

d)

e)

Tabela 1. Casos de linfangioma cístico da glândula adrenal relatados na literatura escrita em inglês a partir de 2000.

	Autores	Publicação ano	Número do doente	Género	Idade	Ablação aberta (O) ou laparoscópica (L)	Sintomas relacionados com o linfangioma	Glândula suprarrenal esquerda/direita
1	Akand *et al.* (6)	2013	1	F	44	O	dor	L
2	Sourial *et al.* (7)	2013	1	F	52	L	niil	L
3	Makni *et al.* (12)	2012	2	F/M	40/40	O/L	nihil / dor	2L
4	Ellis *et al.* (2)	2011	9	6F/3M	28-56[1]	Não exato	5 nihil / 4 dor 4 nihil / 2 dor /	6R/3L
5	Chien *et al.* (13)	2008	8	6F/2M	31-59[1]	Não exato	1 febre / 1 HTN[2]	4R/4L

6	Bettaieb *et al.* (8)	2007	1	F	22	Não exato	dor	L
7	Ates *et al.* (9)	2005	1	F	26	O	fraqueza	R
8	Garcia *et al.* (10)	2004	1	F	22	Não exato	dor	R
9	Longo *et al.* (11)	2000	1	F	30	O	dor	R
10	Trojan *et al.* (3)	2000	1	M	40	Não exato	niil	R

[1] gama

[2] hipertensão

Conclusões

Em resumo, o linfangioma quístico da glândula suprarrenal é uma patologia rara que deve ser incluída no diagnóstico diferencial das lesões quísticas das glândulas supra-renais. O seu diagnóstico pode ser difícil e desafiante. A RM parece ser uma boa modalidade de diagnóstico para detetar degeneração ou hemorragia intracística. Se o doente for sintomático, o tratamento definitivo é a cirurgia.

Consentimento do doente

Foi obtido o consentimento informado por escrito do doente para a publicação deste relato de caso e de quaisquer imagens que o acompanhem. Uma cópia do consentimento escrito está disponível para revisão pelo Editor-Chefe desta revista.

Lista das abreviaturas utilizadas

US: ultrassonografia, CT: tomografia computorizada, MRI: ressonância magnética.

Declaração de interesse

Os autores declaram que não têm interesses concorrentes.

Contribuição dos autores

GRJ, RD reviu o caso do paciente. GRJ, RD efectuaram o primeiro rascunho do manuscrito. GRJ, EM, RD, NH acompanharam o doente no pré e pós-operatório. SF, PY efectuaram o diagnóstico patológico e reviram o caso do ponto de vista patológico. SS fez o diagnóstico radiológico inicial e reviu o caso do ponto de vista radiológico. EM, SS, PY, ND, NH supervisionaram a redação do manuscrito. EM, SS, SF, PY, ND, NH reviram o manuscrito. Todos os autores leram e aprovaram o manuscrito final.

Agradecimentos

Os autores não têm ninguém a quem agradecer.

Bibliografia

Giguère CM, Bauman NM, Smith RJH. Novas opções de tratamento para o linfangioma em bebés e crianças. Ann Otol Rhinol Laryngol. 2002;111:1066-75.

Stal S, Hamilton S, Spira M. Hemangiomas, linfangiomas e malformações vasculares da cabeça e do pescoço. Otolaryngol Clin North Am. 1986;19(4):769-96.

Williams HB. Hemangiomas e linfangiomas. Adv Surg. 1981;15:317-49.

van Oudheusden TR, Nienhuijs SW, Demeyere TBJ, Luyer MDP, de Hingh IHJT. Linfangioma cístico gigante originário da menor curvatura do estômago. World J Gastrointest Surg. 2013;5(10):264-7.

Suthiwartnarueput W, Kiatipunsodsai S, Kwankua A, Chaumrattanakul U. Lymphangioma of the small bowel mesentery: a case report and review of the literature. World J Gastroenterol.

2012;18(43):6328-32.

Makni A, Chebbi F, Fetirich F, Ksantini R, Bedioui H, Jouini M, et al.

Tratamento cirúrgico do linfangioma quístico intra-abdominal.

Relatório de 20 casos. World J Surg. 2012;36(5):1037-43.

Roisman I, Manny J, Fields S, Shiloni E. Intra-abdominal

lymphangioma. Br J Surg. 1989;76(5):485-9.

Singh N, Singh R, Maheswari U, Aga P. Linfangioma mesentérico

primário num jovem adulto com má rotação intestinal e "sinal do

poste do barbeiro no sentido contrário ao dos ponteiros do relógio".

BMJ Case Rep [Internet]. 2013 Jun 10 [citado 2016 Jan 4];2013.

Disponível em:

http://www.ncbi.nlm.nih.gov/pmc/articles/PMC3702800/

Yildirim E, Dural K, Kaplan T, Sakinci U. Cystic lymphangioma:

report of two atypical cases. Interact Cardiovasc Thorac Surg.

2004;3(1):63-5.

Kambakamba P, Lesurtel M, Breitenstein S, Emmert M, Wilhelm M,

Clavien P. Linfangioma cístico mesentérico gigante de origem

mesocólica em um paciente adulto assintomático. J Surg Case Rep.

2012;2012(6):4.

Gümiistas OG, Sanal M, Güner O, Tümay V. Linfangioma Cístico

Retroperitoneal: Um desafio diagnóstico e cirúrgico. Case Rep Pediatr

[Internet]. 2013 [citado 2016 Jan 4];2013.

Disponível em:

http://www.ncbi.nlm.nih.gov/pmc/articles/PMC3600274/

Tan BH, Lim T. Linfangioma cístico do saco menor apresentando-se

como apendicite aguda: Um relato de caso. Cases J. 2008;1:147.

Sohn B-K, Cho C-H, Chae H-D. Linfangioma cístico do pâncreas. J

Korean Surg Soc. 2011;81(2):141-5.

Chung SH, Park YS, Jo YJ, Kim SH, Jun DW, Son BK, et al. Linfangioma assintomático envolvendo o baço e o retroperitoneu em adultos. World J Gastroenterol. 2009;15(44):5620-3.

Longo JM, Jafri SZ, Bis KB. Linfangioma adrenal: relato de um caso. Clin Imaging. 2000;24(2):104-6.

Joliat G-R, Melloul E, Djafarrian R, Schmidt S, Fontanella S, Yan P, et al. Linfangioma cístico da glândula adrenal: relato de um caso e revisão da literatura. World J Surg Oncol. 2015;13:58.

Woo YS, Joo KR, Kim K-Y, Oh WT, Kim YH. Apresentação incomum de linfangioma cístico da vesícula biliar. Korean J Intern Med. 2007;22(3):197-200.

Huang L, Li J, Zhou F, Yan J, Liu C, Zhou AY, et al. Linfangioma cístico gigante do fígado. Hepatol Int. 2010;4(4):784-7.

Elliott RL, Williams RD, Bayles D, Griffin J. Linfangioma do duodeno: relato de caso com observação em microscópio de luz e eletrónico. Ann Surg. 1966;163(1):86-92.

Zhuo C-H, Shi D-B, Ying M-G, Cheng Y-F, Wang Y-W, Zhang W-M, et al. Colectomia segmentar laparoscópica para linfangiomas do cólon: Uma opção cirúrgica definitiva e minimamente invasiva. World J Gastroenterol WJG. 2014;20(26):8745-50.

Lin R-Y, Zou H, Chen T-Z, Wu W, Wang J-H, Chen X-L, et al. Linfangiomatose abdominal numa mulher de 38 anos: Relato de caso e revisão da literatura. World J Gastroenterol. 2014;20(25):8320-4.

Ellis CL, Banerjee P, Carney E, Sharma R, Netto GJ. Linfangioma adrenal: caraterísticas clinicopatológicas e imunohistoquímicas de uma lesão rara. Hum Pathol. 2011;42(7):1013-8.

Rai P, Rao RN, Chakraborthy SBD. Linfangioma cecal: uma causa rara de perda de sangue gastrointestinal. BMJ Case Rep [Internet].

2013 Abr 20 [citado 2016 Jan 4];2013.

Disponível em:

http://www.ncbi.nlm.nih.gov/pmc/articles/PMC3645253/

Matsuba Y, Mizuiri H, Murata T, Niimi K. Adult intussusception due

to lymphangioma of the colon. J Gastroenterol. 2003;38(2):181-5.

Chaabouni A, Rebai N, Fourati M, Rekik S, Chabchoub K, Slimen

MH, et al. Linfangioma quístico do rim: Diagnóstico e gestão. Int J

Surg Case Rep. 2012;3(12):587-9.

Llapur EC, Alvarez JML, Quevedo OP, Lemaur MV, Nesic SP,

Urgellés XG. Linfangioma cístico como causa de hemorragia

abdominal maciça. Case Rep Crit Care [Internet]. 2011 [citado 2016

Jan 4];2011.

Disponível em:

http://www.ncbi.nlm.nih.gov/pmc/articles/PMC4010027/

Guo Y-K, Yang Z-G, Li Y, Deng Y-P, Ma E-S, Min P-Q, et al. Massas supra-renais invulgares: Caraterísticas da TC e da RMN com correlação histopatológica. Eur J Radiol. 2007;62(3):359-70.

Vargas-Serrano B, Alegre-Bernal N, Cortina-Moreno B, Rodriguez-Romero R, Sanchez-Ortega F. Linfangiomas císticos abdominais: Achados de US e TC. Eur J Radiol. 1995;19(3):183-7.

Akand M, Kucur M, Karabagli P, Kilic O, Seckin B, Goktas S. Adrenal lymphangioma mimicking renal cyst: a case report and review of the literature. Case Rep Urol. 2013;2013:136459.

Macin G, Hekimoglu K, Uner H, Tarhan C. Linfangioma cístico pancreático: abordagem diagnóstica com imagens de TCMD e RM. JBR- BTR. 2014;97(2):97-9.

Jang JH, Lee SL, Ku YM, An CH, Chang ED. Volvulus do Intestino

Delgado Induzido por Linfangioma Mesentérico em um Adulto: Relato de Caso. Korean J Radiol. 2009;10(3):319-22.

Rebuffini E, Zuccarino L, Grecchi E, Carinci F, Merulla VE. Picibanil (OK-432) no tratamento de linfangiomas de cabeça e pescoço em crianças. Dent Res J. 2012;9:S192-6.

Rozman Z, Thambidorai R, Zaleha A, Zakaria Z, Zulfiqar M. Lymphangioma: A escleroterapia intralesional com bleomicina é eficaz? Biomed Imaging Interv J [Internet]. 2011 Jul 1 [citado 2016 Jan 4];7(3). Disponível em: http://www.ncbi.nlm.nih.gov/pmc/articles/PMC3265190/

Alqahtani A, Nguyen LT, Flageole H, Shaw K, Laberge JM. 25 anos de experiência com linfangiomas em crianças. J Pediatr Surg. 1999;34(7):1164-8.

Okada A, Kubota A, Fukuzawa M, Imura K, Kamata S. Injeção de

bleomicina como terapia primária de linfangioma quístico. J Pediatr

Surg. 1992;27(4):440-3.

Castanon M, Margarit J, Carrasco R, Vancells M, Albert A, Morales

L. Acompanhamento a longo prazo de dezanove linfangiomas

quísticos tratados com selante de fibrina. J Pediatr Surg.

1999;34(8):1276-9.

Hall N, Ade-Ajayi N, Brewis C, Roebuck DJ, Kiely EM, Drake DP, et

al. A injeção intralesional de OK-432 é eficaz no tratamento do

linfangioma em crianças? Surgery. 2003;133(3):238-42.

Mabrut JY, Grandjean JP, Henry L, Chappuis JP, Partensky C, Barth

X, et al. [Linfangiomas císticos mesentéricos e mesocólicos.

Diagnostic and therapeutic management]. Ann Chir. 2002;127(5):343-

9.

de Perrot M, Rostan O, Morel P, Le Coultre C. Abdominal lymphangioma in adults and children. Br J Surg. 1998;85(3):395-7.

Su C-M, Yu M-C, Chen H-Y, Tseng J-H, Jan Y-Y, Chen M-F. Resultados de um único centro de tratamento de linfangiomas quísticos retroperitoneais e mesentéricos. Dig Surg. 2007;24(3):181-5.

Shimura H, Ueda J, Ogawa Y, Ichimiya H, Tanaka M. Excisão total de cistos mesentéricos por cirurgia laparoscópica: relato de dois casos. Surg Laparosc Endosc. 1997;7(2):173-6.

Leibovitch I, Mor Y, Golomb J, Ramon J. The diagnosis and management of postperative chylous ascites. J Urol. 2002;167:449-57.

Van Oudheusden TR, Nienhuijs SW, Demeyere TBJ, Luyer MDP, de Hingh IHJT: **Linfangioma cístico gigante com origem na curvatura menor do estômago**. *Jornal Mundial de Cirurgia Gastrointestinal* 2013, **5**:264-267.

Ellis CL, Banerjee P, Carney E, Sharma R, Netto GJ: **Linfangioma da suprarrenal: clínica e imunohistoquímica caraterísticas de uma lesão rara**. *Patologia Humana* 2011, **42**:1013-1018.

Trojan J, Schwarz W, Zeuzem S, Dietrich CF: **Linfangioma cístico da suprarrenal: diagnóstico incidental em ecografia abdominal**. *American Journal of Roentgenology* 2000, **174**:1164-1165.

Erickson LA, Lloyd RV, Hartman R, Thompson G: **Neoplasias císticas da suprarrenal**. *Cancro* 2004, **101**:1537-1544.

Varkarakis IM, Mufarrij P, Studeman KD, Jarrett TW: **Adenomatóide da glândula suprarrenal**. *Urologia* 2005, **65**:175.

Akand M, Kucur M, Karabagli P, Kilic O, Seckin B, Goktas S: **Linfangioma adrenal mimetizando cisto renal: relato de caso e revisão da literatura**. *Relatos de casos em Urologia* 2013,

2013:136459.

Sourial MW, van Rossum N, Sabbagh R: **Linfangioma adrenal: uma lesão cística rara da adrenal**. *Jornal Canadiano de Urologia* 2013, **20**:6968-6970.

Bettaieb I, Mekni A, Bedioui H, Nouira K, Chelly I, Haouet S, Bellil S, Bellil K, Kchir N, Zitouna M: **Enorme linfangioma quístico da glândula suprarrenal. Relato de um caso e revisão da literatura**. *Pathologica* 2007, **99**:19-21.

Ates LE, Kapran Y, Erbil Y, Barbaros U, Dizdaroglu F: **Linfangioma quístico da glândula suprarrenal direita**. *Investigação em Patologia e Oncologia* 2005, **11**:242-244.

Garcia M, Louis LB 4th, Vernon S: **Linfangioma cístico da suprarrenal**. *Arquivos de Patologia e Medicina Laboratorial* 2004, **128**:713-714.

Longo JM, Jafri SZ, Bis KB: **Linfangioma da suprarrenal: relato de um caso**. *Clinical Imaging* 2000, **24**:104-106.

Makni A, Chebbi F, Fetirich F, Ksantini R, Bedioui H, Jouini M, Kacem M, Ben Safta Z: **Tratamento Cirúrgico do Linfangioma Cístico Intra-Abdominal. Relatório de 20 casos.** *Revista Mundial de Cirurgia* 2012, **36**:1037-1043.

Chien HP, Chang YS, Hsu PS, Lin JD, Wu YC, Chang HL, Chuang CK, Tsuei KH, Hsueh C: **Lesões quísticas da suprarrenal: uma análise clinicopatológica de 25 casos com histogénese proposta e revisão da literatura**. *Endocrine Pathology* 2008, **19**:274-281.

Hoeffel CC, Kamoun J, Aubert JP, Chelle C, Hoeffel JC, Claudon M: **Linfangioma cístico bilateral da glândula suprarrenal**. *Southern Medical Journal* 1999, **92**:424-427.

Rodrigo Gasque C, Marti-Bonmati L, Dosda R, Gonzalez Martinez A:

Imagem por RM de um caso de tumor adenomatóide da glândula suprarrenal. *Radiologia Europeia* 1999, **9**:552-554.

Guo YK, Yang ZG, Li Y, Deng YP, Ma ES, Min PQ, Zhang XC: **Massas supra-renais invulgares: Caraterísticas da TC e da RMN com correlação histopatológica**. *Jornal Europeu de Radiologia* 2007, **62**:359-370.

Figura Legendas

Imagem de ressonância magnética (RM) do linfangioma quístico. As imagens de RM coronal (a) ponderada em T2 turbo spin-eco e axial (b) ponderada em T1 gradiente-eco com contraste mostram uma lesão ovoide na suprarrenal esquerda (seta). É homogeneamente hiperintensa em T2 (a) e hipointensa em T1 (b), confirmando assim o conteúdo fluido sem localização de qualquer componente sólido. A fina parede que envolve a lesão é pouco percetível.

Imagem macroscópica patológica. Vistas macroscópicas do espécime

adrenal ressecado, medindo 8,5 x 4,3 x 2,8 cm.

Imagem microscópica patológica. Aspeto histológico do linfangioma

quístico da glândula suprarrenal esquerda (coloração com

hematoxilina e eosina, 40x).

Imagens de imunohistoquímica. Colorações imunohistoquímicas de

D2-40 (a), PROX1 (b), CD31 (c), CD34 (d) e CKAE1/AE3 (e).

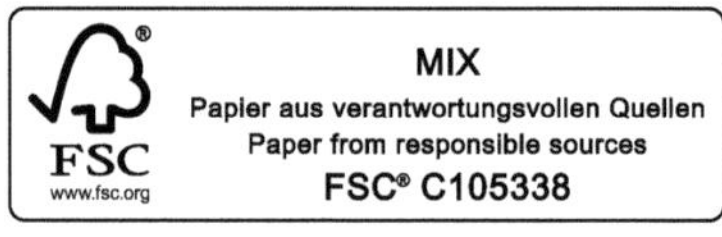

Printed by Books on Demand GmbH, Norderstedt / Germany